AF376091

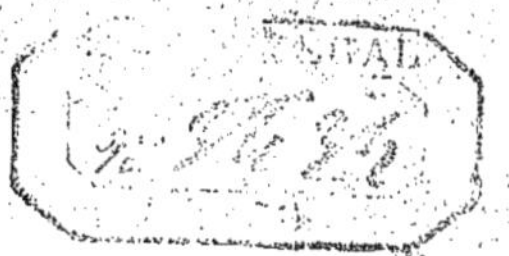

ESQUISSE

D'UN NOUVEAU SYSTÈME

DE

PHYSIOGNOMONIE

UNIVERSELLE

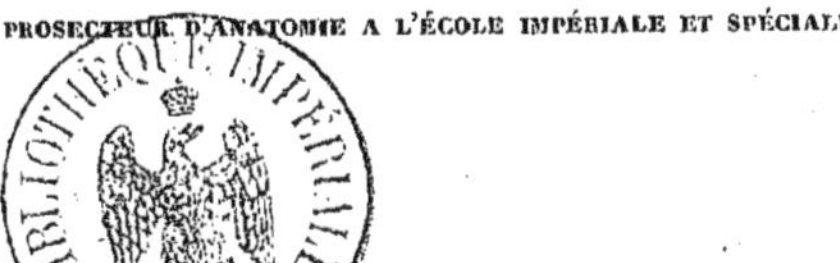

Par le Dr Eugène LÉGER,

PROSECTEUR D'ANATOMIE A L'ÉCOLE IMPÉRIALE ET SPÉCIALE DES BEAUX-ARTS

> La vérité a pour caractère spécial qu'aussitôt démontrée, tout le monde croit l'avoir connue.
> BACON.

PARIS

IMPRIMERIE CENTRALE DE NAPOLÉON CHAIX ET Cie

RUE BERGÈRE, 20

1856

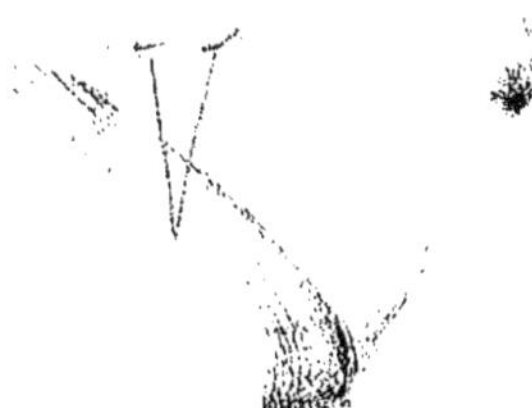

ESQUISSE

DE

PHYSIOGNOMONIE

UNIVERSELLE

DÉFINITION. — PRINCIPES.

La physiognomonie est la science des significations de la forme extérieure des corps.

La forme extérieure des corps est délimitée par des lignes.

Les lignes sont ou droites ou courbes.

La physiognomonie aura donc pour principes d'analyse la signification de la ligne droite et de la ligne courbe, c'est-à-dire des deux types linéaires de la forme extérieure des corps.

CARACTÈRES PHYSIOGNOMONIQUES DE LA LIGNE DROITE ET DE LA LIGNE COURBE.

Tous les corps de la nature sont inorganiques ou organiques.

Tous les corps inorganiques ont pour type linéaire la ligne droite, et les corps organiques la ligne courbe.

Ces corps nous impressionnent physiquement d'une manière inverse.

1

Trois caractères dominent dans les corps inorganiques :

L'inertie, le froid, la mort.

La ligne droite en sera conséquemment l'expression linéaire et le type physiognomonique.

Trois caractères opposés dominent les corps organiques:

Le mouvement, la chaleur, la vie.

La ligne courbe en sera conséquemment l'expression linéaire et le type physiognomonique.

APPLICATIONS.

Et en effet, la ligne droite domine comme type linéaire expressif dans les rochers, dans les grandes masses terrestres, dans les déserts arides, les steppes, les mers tranquilles et les mornes horizons.

La ligne courbe, au contraire, détermine le contour des coteaux fertiles, des campagnes cultivées, des bois chargés de feuilles, des nuages chauffés par le soleil, des vapeurs poussées par les vents, de tout ce qui vit, de tout ce qui se meut et respire, depuis la vapeur nuageuse, l'algue marine et le ver de terre, jusqu'à l'homme.

La forme extérieure des végétaux et des animaux est délimitée par des lignes courbes ; elles constituent le type physiognomonique de la vie.

Détaché d'un roc, un fragment anguleux roulé par les vagues se fait galet. Le mouvement lui a donné la vie, il s'est arrondi.

L'eau, sous l'influence du feu, s'émeut, frémit, bouillonne, s'échappe en tourbillons ; elle prend la ligne courbe de la chaleur et du mouvement en quittant la ligne droite de l'immobilité.

Chez les êtres vivants, que l'on compare les formes

raides et sèches de ceux qui sont affamés et malades, avec
l'ampleur des contours de ceux qui ont la santé et la sa-
tiété ; les formes du pauvre qui grelotte avec celles du
riche bien vêtu, bien nourri; les allures du crime avec celles
de la vertu. Toujours la ligne droite domine dans les premiers, la ligne courbe dans les seconds.

Méphistophélès sera raide, froid et allongé. C'est un être
ligne droite...

Marguerite, jeune, belle, pleine des illusions de l'amour,
sera souple et riche de taille, chacune de ses lignes expri-
mera un caractère de la vie poétique. Ce sera la fmme
ligne courbe.

DIVISIONS.

Je base donc mon système sur ce que j'appelle les principes naturels et exacts de la physiognomonie universelle.

Je dis principes *naturels*, parce que je les tire des caractères fournis par la nature même des corps, et qu'ils n'ont
rien d'hypothétique.

Principes *exacts*, parce que mes types physiognomoniques étant invariables et constants dans l'analyse de la
forme extérieure des corps, je ne saurais obtenir que des
résultats fixes et mathématiques.

Je dis physiognomonie *universelle*, parce que tous les
corps de la nature ne pouvant avoir que des formes selon
mes types d'analyse, mes déductions s'appliqueront à toutes
leurs formes et en *expliqueront* les significations.

DEUX ORDRES DE SIGNIFICATIONS.

Les formes extérieures des corps ont deux sortes de significations : 1° significations *extrinsèques*, celles qu'au premier
aspect les corps impriment dans notre esprit ; 2° significa-

tions *intrinsèques*, celles que nous tirons de la forme extérieure des corps pour en déduire les qualités intimes.

SIGNIFICATIONS EXTRINSÈQUES.

Tous les corps offrant à nos yeux une forme physique, toute forme physique implique dans notre esprit une forme idéale.

Toute forme idéale réagissant sur notre pensée, il en résulte un effet moral proportionné à la valeur de l'impression physique et à celle de l'impression idéale.

C'est cette déduction, cette conséquence morale qu'on peut tirer de l'impression physique des corps qui constitue selon moi une signification physiognomonique extrinsèque.

Exemple. Supposons-nous tout à coup sous un rocher qui surplombe notre tête. Frappés d'une impression *dépressive*, nous nous arrêtons spontanément (inertie) ; nous mesurons en frissonnant le bloc qui menace de nous écraser (froid), et notre respiration se suspend (mort). Évidemment la forme extérieure de ce rocher a réagi sur notre moral et a produit toutes les impressions de la ligne droite avec sa forme imposante, fixe et morne.

L'impression est expansive quand, au sortir d'une gorge âpre et difficile, une campagne cultivée s'offre à notre vue. Ses coteaux arrondis, ses ruisseaux qui serpentent, ses plaines qui ondulent, ses arbres qui découvrent l'horizon et ménagent la perspective, l'air riant de toutes ses terres qui promettent l'abondance, toutes ces choses agissent en dilatant nos pensées. Notre étonnement se manifeste par mille gestes (mouvement); nous nous épanouissons, nous nous exclamons ; nos sens, tout à l'heure anéantis, s'éveillent ; notre sang se précipite dans nos veines (chaleur); nous

. respirons à pleins poumons ; la joie, le plaisir nous font rayonner de bien-être (vie).

SIGNIFICATIONS INTRINSÈQUES.

Les impressions précitées sont immédiates, et la délimitation extérieure des corps, au premier aspect, nous a pénétrés d'une signification irréfléchie. Nous avons ressenti un effet extrinsèque sans préjuger de la nature du corps qui l'a occasionné.

Mais outre l'impression morale spontanée produite par le corps brut, il y a entre cette forme et la nature même de ce corps des relations intimes qui établissent un ordre de significations physiognomoniques que j'appelle intrinsèques.

Par exemple, de ce que ce rocher aura des angles à vive arête ou des bords mousses, nous concluerons que sa texture sera compacte ou lâche, sa consistance ferme ou friable, qu'il sera de granit ou de craie. Car nous savons par expérience que les agents extérieurs n'attaquent que très-peu le granit, et qu'ils usent au contraire facilement les couches crayeuses.

De ce que la campagne sera coupée de grandes lignes boisées ou de touffes éparses, nous concluerons à distance qu'elle sera, dans le premier cas, couverte de forêts, dans le second, coupée de champs ou de vergers pleins d'arbres cultivés.

LA MASSE, LES INDIVIDUS.

Dans la nature inerte, la signification individuelle disparaît pour ainsi dire, attendu que chaque individu ressemble à la masse, et que d'ailleurs on n'examine guère, en physiognomonie, qu'un bloc rocheux et non un débris séparé.

Mais parmi les animaux, outre les significations physiognomoniques extrinsèques et intrinsèques en masse, nous
avons les significations individuelles ; car chaque individu
constitue un tout séparé et libre, qui prend une physionomie spéciale et indépendante. Ainsi un pingoin, planté sur
une falaise et immobile comme un piquet, a bien le caractère indolent, engourdi et stupide de tout un troupeau de pin-
goins ; cependant il y aura une différence sensible entre lui
et tel ou tel individu de son troupeau.

Et à mesure que l'on monte dans l'échelle animale, l'individu se distingue davantage de la masse, l'indépendance
de chaque être est plus manifeste, et le fait est des plus
frappants dans les races apprivoisées.

Il y a évidemment plus de différence entre deux chiens
qu'entre deux loups, entre deux pigeons privés qu'entre
deux pigeons sauvages, entre deux chevaux qu'entre deux
zèbres, et entre deux hommes qu'entre aucun des individus de quelque espèce animale que ce soit.

Car, en montant les degrés de l'animalité, on voit de plus
en plus se développer l'expression faciale et la grandeur des
lignes. Les passions et la mobilité du visage imprimant
dans les traits de chaque individu des caractères spéciaux
et distinctifs, il est clair que l'homme possédera ces caractères à un degré supérieur ; la beauté de ses lignes, la nu-
dité de sa face, la diversité de ses sentiments, la variété
de ses organes en donnent une raison péremptoire.

Mais si la forme extérieure des animaux peut agir sur
ceux qui la considèrent comme impression physiognomonique, cette forme réagit sur l'être lui-même comme signification intrinsèque. Car si la physionomie d'un tigre nous
épouvante par un sentiment de férocité, en retour il n'a

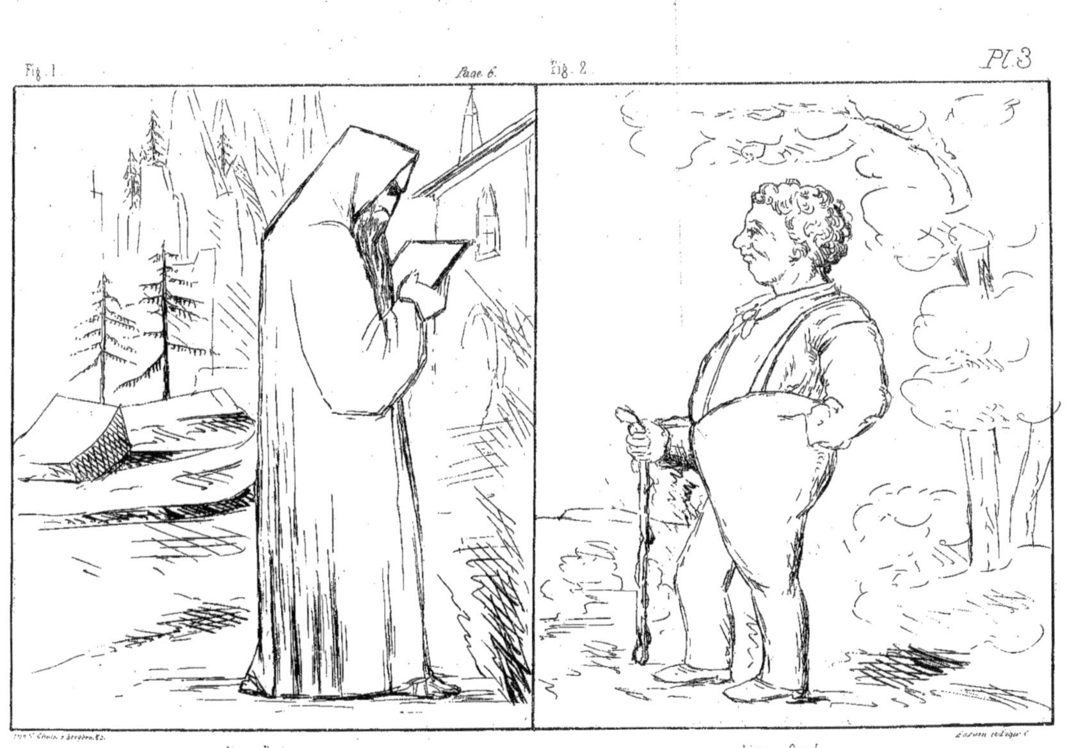

Fig. 1 — Ligne Droite · Fig. 2 — Ligne Courbe · Pl. 3

cette expression féroce que parce qu'il est réellement cruel par nature.

Tant il est vrai qu'entre les significations intrinsèques et extrinsèques il n'y a de différence que la *réflexion.*

Un homme immobile et silencieux fera l'impression morale d'une statue ; — ses traits seront maigres, ses gestes raides et sa démarche lente ; dans les relations de la vie, il sera toujours à la queue du progrès, butté dans ses idées, insensible aux charmes de l'existence, insoucieux de son prochain. Toute la physionomie de cet individu, en donnant une impression désagréable, ne sera que la traduction par des traits en lignes droites de son caractère misanthropique. Avec une physionomie donnée, le même individu impressionnera toujours de la même façon, car cette impression est dépendante de la nature intime de l'individu, nature qui ne saurait changer, attendu qu'elle constitue essentiellement le caractère de son individualité.

Un homme ne transigeant avec rien, ne se laissant séduire ni par l'amour ni par l'amitié, ne vivant et ne produisant que pour son moi, ne saurait être qu'un homme ligne droite. Vif, tolérant, sensuel, généreux, mobile dans ses idées et dans ses besoins, bon vivant, galant chevalier, aussi libéral de ses idées que de sa bourse, un tel homme ne saurait être qu'un homme ligne courbe.

TRANSITIONS.

L'eau ligne droite est tranquille et froide, l'eau ligne courbe sera courante ou vaporeuse. Mais entre l'eau glace et vapeur il y aura l'eau à température ordinaire, à surface plane quand elle est dormante, à surface onduleuse quand elle est agitée. C'est l'eau *transition.*

Il est aussi des hommes transition, ambigus si l'on veut,

qui ne sont ni glace ni vapeur, mais chez qui ces deux états, mutuellement tempérés, sont exprimés par des lignes mixtes qui ne sont ni droites ni courbes exclusivement, mais qui sont leurs composées plus ou moins heureuses.

HARMONIES.

Comme tout dans la nature tend invisiblement à l'harmonie physique et morale, il se trouve que l'homme ligne droite aimera les pays âpres (Pl. 3, fig. 1), les terres incultes, les solitudes sauvages; tandis que l'homme ligne courbe préférera les campagnes habitées, les champs plantureux, le plein soleil de la vie épicurienne. (Pl. 3, fig. 2.)

Où trouvons-nous les plaines de neiges et les glaciers? Dans les pays froids, sur les sommets inaccessibles.

Où sont les eaux bondissantes, les frais ruisseaux, les nuages d'argent, de pourpre et d'azur? Dans les cieux tempérés de Buénos-Ayres, de la France et de l'Italie.

Où sont les chartreuses, les trappes, les retraites de bandits? où vivent les rapaces, les ours, les serpents venimeux? Dans les Alpes, dans les Pyrénées, dans les forêts sombres, sur des bords escarpés ou sur le sable brûlant des déserts.

Où s'épanouissent les familles nombreuses? où vont bâtir leurs nids les passereaux, les colombes, les oiseaux qui chantent et roucoulent de tendres amours? Dans les plaines verdoyantes, les prés fleuris, les bois bocagers, dans les campagnes cultivées, qui ont un air de fête perpétuelle.

Les passions cruelles, égoïstes et fanatiques, et les solitudes ont donc pour expression d'ensemble et de détail la ligne droite; la ligne courbe est pour l'enjouement, l'humanité et l'amour.

C'est ainsi que je comprends les rapports du physique et du moral dont l'énigme est cherchée depuis si longtemps. En réduisant ces principes d'analyse à l'étude des significations de la ligne droite et de la ligne courbe, tous ceux qui se livrent à l'étude des beaux-arts trouveront enfin la clef des études à suivre pour saisir le langage muet de la physiognomonie universelle.

EXAMEN DES ŒUVRES ARTISTIQUES.

PEINTURE.

Je suis tellement dans le vrai, que les artistes, la plupart du temps, sans se rendre un compte exact de leurs inspirations, ont suivi instinctivement le chemin que j'enseigne.

La pratique mène toujours à la théorie, et celle-ci, une fois établie sur des bases solides, facilite les études et épargne les ennuis du tâtonnement.

Si l'on examine les œuvres de l'art au point de vue de ce système, il est facile de voir que le pinceau de Cimabué ne connaissait que la ligne droite ; que celui de Rubens, au contraire, était voué tout entier à la ligne courbe ; que les œuvres de l'un inspirent la sécheresse et l'aridité, que celles de l'autre sont pleines d'une vie exubérante ; que le style de Cimabué est froid et raide, que celui de Rubens et bouillant et tumultueux. Entre ces deux maîtres de temps et de sentiments si éloignés se place le style mixte d'une foule d'artistes qui, à différentes époques, travaillèrent ou dans le sens de la ligne droite ou dans le sens de la ligne courbe ; rares furent les esprits franchement et toujours rangés dans l'un ou l'autre parti.

Raphaël s'empara de ce type moyen avec une perfection encore désespérante pour ceux qui se livrent à la peinture. Ses vierges, ses académies, ses loges sont d'une pureté de style admirable. Quel est le secret de ce style ? Personne jusqu'ici ne l'a donné.

Selon mon système physiognomonique, ce serait l'*harmonie parfaite* de la ligne droite et de la ligne courbe; harmonie idéale, car jamais on ne trouve dans la nature des lignes d'une aussi grande netteté. La science de cette combinaison, que la généralité des hommes entrevoit, un artiste sur mille la comprend à peine ; les crayons assez subtils pour rendre ce qu'ils sentent et ce qu'ils comprennent de ces harmonies, n'appartiennent qu'à l'exception des grands maîtres. Pour arriver à une noble simplicité de ligne, on a peine à comprendre qu'il faille autant de travail, autant d'étude, je dirai même autant de luttes !

Une des figures qui m'ont le plus frappé par le caractère harmonieux de la combinaison des lignes, c'est celle de la *Joconde.*

La douceur singulière de sa mâle figure, la grâce aimable de ses traits sévères, le charme palpitant de son visage si correcte, a pour secret l'admirable perfection avec laquelle Léonard de Vinci sut raccorder la ligne droite avec la ligne courbe. Le dessin de la *Joconde* est tellement concis, qu'il jette dans l'esprit le sentiment étrange d'une beauté qui frappe, mais qui ne se définit pas ! Ferme et doux à la fois, son front respire la vague poésie de l'imagination mobile des femmes ; mais il est d'un trait si régulier, qu'on n'y voit poindre aucune passion, et qu'on reste indécis sur son caractère. On sent, on pense ; mais l'esprit suspend son jugement. Le nez est d'un galbe si pur, la bouche est si finement tracée, qu'on n'ose pas croire que ces organes aient pu servir à des besoins matériels ; les yeux offrent des courbures si bien dessinées, que leur expression nous tient à distance sous l'empire d'une noble fierté ; et cependant l'harmonie de leurs contours est si douce qu'on se sent attiré malgré soi par l'amabilité de leur regard quasi langoureux.

La *Joconde* est pour moi une des figures où l'art a su mêler avec le plus de bonheur le doux sourire des grâces aux lignes sévères de la vertu. C'est la personnification de l'âge où la femme, toute resplendissante des dons de la jeunesse, perd néanmoins leur naïve expression, parce quelle commence à penser et à réfléchir. Je trouve ce portrait empreint au plus haut degré du sentiment de la beauté antique, et en le coiffant d'un casque, on en ferait certainement une Minerve du temps de Phidias ou d'Apelles.

S'il m'était permis d'exprimer mon sentiment sur la manière des maîtres d'aujourd'hui, je dirais, pour ne parler que des genres les plus tranchés, que M. Ingres a retrouvé l'énigme des beautés idéales des lignes de l'antique ; sans tomber dans le rond, il a su s'approprier toute l'ampleur païenne, et, dans les nus qu'il a dessinés, faire revivre les contours du Phocion, du Germanicus et de la Vénus de Milo. Avec une parcimonie infiniment intelligente, il a su en quelques plis donner aux draperies ce tour de majesté qu'on appelle royale pour les choses de la terre et divine pour celles des cieux. On respire tout l'art grec dans les tableaux de M. Ingres ; ses chrétiens sont des antiques imprégnés des teintes mystérieuses de l'Evangile. Pour moi, les lignes de M. Ingres sont des idées renfermées dans les limites du calcul, des pensées écrites avec la rigueur du compas, des caractères mathématiques de la stricte réalité. Pour moi, tous ses tableaux sont empreints d'une gravité si pénétrante, qu'en les regardant on réfléchit malgré soi.

En suivant la même inspiration, M. Flandrin, dans ses œuvres, a su éviter le raide de l'art gothique et exprimer en lignes heureuses toute la simplicité de la foi chrétienne. Dans ses compositions, la ligne droite domine, sévère, réfléchie, avare et calculée ; mais son tracé a moins d'ampleur que celui de M. Ingres, dans le même sens que l'ogive est plus restreinte que le plein cintre ; et c'est peut-être là tout le secret du sentiment délicieux, de la naïveté aimable, de la religieuse rêverie qu'on respire devant les œuvres de M. Flandrin, et au contraire de la sévérité plastique dont nous nous sentons surpris en examinant les pages majestueuses de M. Ingres.

Je n'ai jamais pu regarder les frises de Saint-Vincent-de-Paul sans subir l'espèce d'hallucination de me croire au milieu d'une procession de saints ; je rêve dans le demi-jour de l'aube, à ce moment mystérieux où la lumière rosée du matin nous révèle une à une les splendeurs de la nature qui s'éveille.

J'éprouve un sentiment analogue dans l'*hémicycle* de M. Paul Delaroche, devant cette blonde Walkyrie, personnification de l'art gothique, que son pinceau semble avoir tirée des palais d'Odin.

Charmante et délicate créature, son œil extatique cherche à revoir les vertes montagnes du sol scandinave ou l'azur étoilé de la céleste patrie ; elle ne tient à la terre que du bout des pieds. Rose aux pâles corolles, elle s'éveilla comme les rosées, pour s'en aller comme elles en montant vers les cieux...... Son âme n'avait rien pour vivre ici-bas, et le monde bienheureux des aspirations éthérées avait besoin d'un ange de plus.

M. Paul Delaroche s'est emparé de la ligne historique et a su combiner ou séparer, selon les exigences, les harmonies de la ligne droite et de la ligne courbe, mêler le mouvement à la fixité, la froideur à la vie, le sentiment à la plasticité.

N'est-ce pas avec un savoir des plus consciencieux que cet artiste éminent a réuni dans son *hémicycle* des personnages de temps et de mœurs si différents ? N'est-ce pas un chef-d'œuvre d'avoir su associer harmonieusement tant de lignes, tant de figures, tant d'expressions de genres si disparates ? Tous les temps, tous les maîtres de l'art dans une seule page, toutes les lignes dans un même dessin ! c'est la clef de l'admiration qu'excita cette œuvre splendide.

Je placerais dans cette étude physiognomonique le genre de M. Delaroche entre celui de M. Ingres et celui de M. Vernet, par exemple. M. Ingres représentant la ligne droite, M. Vernet la ligne courbe.

La souplesse du talent de M. Delaroche tiendrait le milieu entre ces deux extrêmes, et pour transition entre lui et M. Ingres, il y aurait les peintures religieuses de M. Flandrin.

La ligne courbe du mouvement, de la chaleur et de la vie, règne exclusivement dans les compositions de M. Horace Vernet ; ses lignes, comme ses chevaux, comme ses cavaliers, piaffent, bondissent, s'entremêlent, se battent avec une verve si entraînante, que le spectateur entre insensiblement dans la scène : il va, il vient, il court du doigt sur les détails ; il se passionne, il aspire toute la mobilité, toute la vie du tableau. J'ai vu devant *la Smala* (à l'Exposition universelle) des gens du peuple, des paysans, sauter de groupe en groupe, marcher, courir, gesticuler, crier, se provoquer, se disputer.... tant agissait sur eux les grands caractères physiognomoniques de la ligne prédominante, la ligne

courbe, dont le peintre de nos gloires militaires possède
à un si haut degré la science et la magie.

J'examinai bien souvent les impressions ressenties
devant les œuvres des différents maîtres, et je vis toujours
une circulation incessante, un mouvement continu dans le
salon de M. Vernet. Dans celui de M. Ingres, au contraire,
on s'arrêtait, on sentait le besoin de se recueillir, on se
condamnait au silence et à l'immobilité pour suivre de l'œil
et de la pensée ses traits savants et graves qui comman-
dent l'attention et inspirent le respect.

Prendrai-je encore M. Delacroix? Oui sans doute, mais
au point de vue physiognomonique de la couleur, dont il
possède le sentiment à un degré si élevé. La transition des
tons, la merveille des reflets, le contraste de la lumière et de
l'ombre, l'effet puissant du coloris, voilà sa science...
mais de dessin point, de ligne point, ou plutôt son dessin
et sa ligne sont tellement échevelés, qu'on décrirait mieux
une danse macabre que leur sentiment véritable. Sa couleur est mobile comme la lumière qui l'engendre ; elle
papillonne, elle ondule comme l'éther. Sans avoir jamais
vu à l'œuvre ce peintre célèbre, je suis sûr que son pinceau doit courir sur la toile sans plus pouvoir s'arrêter
que ces reflets lumineux qui bondissent à la surface des
eaux... Devant ses tableaux, l'œil a besoin de se clore à
demi pour comprendre et examiner sans être ébloui. Si
j'étais obligé de donner mon sentiment au point de vue de
mon système, je dirais que M. Delacroix tient le genre
ligne courbe extravagante. Mais qu'importe ! si ses œuvres
n'impressionnent pas avec des lignes régulières et savan-
tes, elles parlent avec du feu.... et c'est un langage sacré.

STATUAIRE.

Toutes les statues que l'art grec et romain nous ont transmises respirent au plus haut degré le noble sentiment de la ligne courbe comprise dans son ampleur et dans sa dignité. Je ne saurais m'exposer qu'à des redites sans originalité, si je voulais retracer tous les caractères de beauté qui ont ému les admirateurs de l'antique ; je ne veux ici que comparer les différentes manières des temps et des peuples au point de vue de mon système.

Partout où la statuaire commence, la ligne droite domine ; l'exemple le plus frappant que je puisse en prendre est celui de l'art gothique. Dans la période romano-bizantine, nous ne trouvons que des ébauches informes, l'ouvrier s'essayait, l'art n'était point encore venu. Vers le xiie siècle commence à poindre un sentiment d'idéalité ; les statues sont efflanquées, sévères, mais elles sont l'expression du sentiment religieux de cette époque : c'est la ligne droite, raide et cassée qui fait juste autant de plis qu'il en faut pour exprimer un sentiment et délimiter une physionomie.

A mesure que les imagiers travaillèrent, ils se transmirent leurs procédés et leur manière de voir. La ligne droite du xiiie siècle prit dans le xive un galbe plus souple, et le modelé se rapprocha davantage de la réalité. Les artistes mirent plus d'ampleur dans leurs travaux et préparèrent ainsi les premiers degrés de la renaissance, qui comprit que la nature devait être seule prise pour modèle. Aussi le xve et le xvie siècles imprimèrent-ils à leurs conceptions le cachet de la ligne courbe, ligne dont plus tard le chevalier Bernin abusa avec tant d'extravagance, extravagance

qui peut-être eut un bon côté, celui de dégoûter enfin de
la mode et du parti pris, pour ramener aux solides études
de l'antique.

Voilà certes une phase de l'art exactement déterminée
qui commença par l'austérité de la ligne droite et s'éleva à
la mobilité de la ligne courbe; qui de la plus étrange façon de concevoir et d'interpréter, finit enfin tout simplement
par comprendre la nature et l'imiter dans le mélange de la
ligne droite et de la ligne courbe.

C'est là toute l'histoire de la sculpture en France.

La peinture eut les mêmes phases. Les premiers vitraux
sont des lignes droites le plus étrangement combinées qu'on
puisse voir, et vers le xvie siècle on trouve des pages qui
ne le cèdent pas en élégance et en dessin aux meilleures
peintures de ces temps.

Partout où les arts commencent, on les voit le plus
possible s'éloigner du naturel et interpréter par la ligne
droite des formes essentiellement courbes. C'est qu'il
n'est pas seulement besoin de voir avec ses yeux un objet
pour le dessiner, il faut encore comprendre ses lignes de
délimitations ; c'est que l'œil peut bien voir la nature, mais
non la rendre telle qu'il la voit; c'est qu'il faut une habitude
consommée et des études suivies pour mettre les yeux et les
doigts d'accord, et les arts comme les individus ont un âge
d'enfance, de virilité et de décadence.

Les sculptures assyriennes les plus anciennes connues,
sont des ébauches aussi informes et aussi raides que celles
de l'art gallo-romain. Dans les sculptures égyptiennes, la
ligne droite domine; mais pourtant elle est plus souple
que dans les œuvres assyriennes. C'est que ces dernières
avaient enseigné l'Égypte. Les artistes grecs vinrent puiser

leur science sur les bords du Nil ; ils s'emparèrent de l'expérience déjà acquise, et s'inspirant de Thèbes et de Memphis, leur art n'eut pour ainsi dire point d'enfance. C'est par la même raison que du jour où Rome eut conquis le Péloponèse, elle devint une ville artistique en s'emparant des écoles et des œuvres toutes faites d'Athènes, de la maturité et de la science de ses maîtres.

Mais dès que les barbares eurent disloqué l'unité de l'empire romain, on vit tomber les arts dans l'oubli : tout occupée de sa défense personnelle, l'Europe oublia le culte des formes et leur imitation avec du marbre ou du bronze. L'art gothique ranima l'esprit déchu, et, de progrès en progrès, finit par amener la renaissance, d'où nos temps procèdent..... Plaise à Dieu que les invasions barbares ne se renouvellent plus et que la paix perpétuelle donne un essor continu au grand œuvre des beaux-arts.

Citerai-je des noms dans la statuaire de nos jours? Les limites de cet opuscule ne me permettent pas de m'étendre comme pour la peinture ; seulement je peux dire, selon mon système, que M. Simart, dans l'esprit de MM. Ingres et Flandrin, s'est avec un goût sévère inspiré de la ligne droite des Grecs ; que M. Duret s'est approprié le galbe harmonieux de la période gréco-romaine, dont le *Tireur d'épines* est une personnification. Rudde avait un instant ranimé les courbes fougueuses du génie de Michel-Ange, et la mort vient dans Pradier de nous arracher le ciseau qui de nos temps s'était retrempé dans les meilleures sources de l'antique.

ARCHITECTURE.

Tout ce que je viens de dire de la statuaire peut s'appliquer comme historique à l'architecture. Les peuples primitifs, dans leurs constructions, s'occupèrent moins de l'élégance que de la masse et de la solidité : aussi la ligne droite *horizontale* domine-t-elle dans tous leurs monuments. C'est la ligne plastique, matérielle et imposante. Les Égyptiens, les Grecs et les Romains ne sortirent jamais de son caractère. Ces derniers évidèrent plus ou moins la masse, donnèrent plus ou moins de légèreté à leurs portiques et à leurs colonnades; mais ils ne surent jamais élever dans les airs les flèches élégantes qui n'appartiennent qu'à l'audace de l'art chrétien, et les monolithes égyptiens ne sauraient entrer en comparaison avec aucune des tours construites par les maîtres maçons de nos cathédrales.

Dans l'art antique, point d'imagination ; une ornementation limitée, une froideur et une parcimonie de détails calculées. C'étaient les temples des dieux de la terre; pas n'était besoin d'élever de hautes coupoles ou des voûtes gigantesques pour honorer une idole renfermée dans un morceau de marbre, de bronze ou d'ivoire. L'architecture élégante, mystique, sans règles, sans proportions, audacieuse et originale, était réservée pour le Dieu invisible et unique des chrétiens ; c'est pour lui que le style ogival devait être créé. Les Grecs avaient inventé le plein cintre pour personnifier l'Olympe; la foi du moyen âge inventa l'ogive comme personnification de l'unité suprême et de la tendance unique des idées humaines vers le point culminant de l'idéalité.

Chose curieuse, les portiques égyptiens sont tous en ligne droite, pas de voûtes curvilignes (1) ; l'art grec et romain ne sut point dépasser le plein cintre ; l'imagination des

---

(1) M. Théophile Gautier s'est montré si éminemment physionomiste dans sa *nostalgie d'obélisques;* il a si bien peint (*ut pictura poesis*) l'harmonie architectonique des monuments de la vieille Égypte avec son climat et son ciel; il a fait si bien comprendre l'anachronisme et le disparate de l'obélisque de la place

Arabes et des chrétiens put seule rompre avec les combinaisons architectoniques régulières, et combiner avec la plus harmonieuse diversité les ressources de la ligne courbe et de la ligne droite. Le style flamboyant fut l'abus de la ligne courbe ; la renaissance, qui le fit disparaître, tint bon quelque temps pour la ligne antique, mais fut remplacée, à l'époque où tout n'était chez nous qu'extravagance dans les modes et le goût, par un style aussi décousu, aussi maniéré que les idées du temps. On ne sculptait, on ne dessinait, on ne construisait qu'en rocaille. Heureusement que les saines idées finissent toujours par prendre le dessus, et qu'enfin on sut reconnaître que *le style avait besoin de raison*. Évidemment l'art grec avait su tirer toutes les beautés que la ligne droite pouvait prêter à un monument ; l'art gothique, tout ce que la ligne courbe pouvait donner de ressources ; et les grands maîtres en architecture furent ceux qui avaient le mieux compris la science de la combinaison de ces lignes. Il fallait donc suivre les mêmes règles

---

de la Concorde, entre des fontaines aux jets arrondis et les touffes onduleuses de la verdure des Champs-Élysées et des Tuileries, que je ne puis m'empêcher d'en citer ici quelques vers :

<table>
<tr><td>

L'OBÉLISQUE DE LUXOR.

Je veille, unique sentinelle
De ce grand palais dévasté,
Dans la solitude éternelle,
En face de l'immensité.

A l'horizon que rien ne borne,
Stérile, muet, infini,
Le désert, sous le ciel morne,
Déroule son linceul jauni.

Au-dessus de la terre nue,
Le ciel, autre désert d'azur,
Où jamais ne flotte une nue,
S'étale implacablement pur.

</td><td>

L'OBÉLISQUE DE PARIS.

Sur cette place je m'ennuie,
Obélisque dépareillé ;

. . . .
. . . . pilier profane
Entre deux fontaines campé,
Je vois passer la courtisane
Se renversant dans son coupé.

Je vois, de janvier à décembre,
La procession des bourgeois,
Les Solons qui vont à la chambre
Et les Arthurs qui vont au bois.

(Émaux et Camées.)

</td></tr>
</table>

Dans les premiers vers c'est l'obélisque, ligne droite s'harmonisant avec l'Égypte et sa nature, dans les seconds, c'est son contraste avec nos mœurs, nos arbres et nos monuments en lignes courbes.

qu'eux pour construire des édifices dont la physionomie avait besoin de caractère et dont les lignes devaient constituer une expression physiognomonique.

GLOBE.

Tous les corps soumis à un degré de chaleur capable de désagréger leurs molécules, prennent en fondant une forme sphéroïde, et s'ils obéissent à une cause mobilisatrice, ils décrivent des mouvements orbiculaires. Une goutte d'eau jetée dans une capsule de platine chauffée à blanc prend une forme exactement sphérique et tourne en crépitant jusqu'à complète vaporisation.

Quelle qu'en soit l'origine, tout tend à prouver que la terre eut une période d'incandescence ; conséquemment, qu'elle avait une forme sphéroïdale, qu'elle était mobile et devait, comme corps en ignition, tourner sur elle-même et décrire une révolution circulaire. Mais comme elle se trouvait limitée dans l'espace, elle émit par le rayonnement une quantité considérable de calorique ; conséquemment, ses couches extérieures perdirent proportionnellement de leur fluidité, et à la période d'incandescence totale succéda une période de refroidissement partiel.

La croûte de la terre ainsi formée était une couche compacte supportée par une masse liquide à une température excessive. Il arriva que les gazéides développés sous cette croûte, ne pouvant s'échapper librement, s'accumulèrent jusqu'à une tension capable de la rompre et de la bouleverser. D'immenses fragments ainsi déplacés perdirent leurs rapports parallèles et se soudèrent en

masses énormes avec les liquides épanchés dans leurs dé-
chirures et refroidies sous forme d'enclaves. C'est l'origine
des montagnes volcaniques. (Pl. I, fig. 1 et 4.)

Il est évident aussi que le globe ne put se refroidir
en masse sans subir de rétraction; que cette rétraction
portée au degré voulu, sa croûte se rompit et d'immenses
fissures se produisirent; les fragments solides, perdant leur
équilibre à la surface du liquide igné, bouleversés dans
leurs rapports, s'enfoncèrent par endroits et se soulevèrent
par d'autres. La matière en fusion, chassée par la force
centrifuge, s'épancha entre les fragments, s'y refroidit;
la masse se prit et s'immobilisa jusqu'à un nouveau soulè-
vement ou à un nouvel enfoncement. Telle fut l'origine des
vallées et des montagnes.

Qu'arriva-t-il alors au point de vue physiognomonique de
la terre? Que les couches, séparées violemment par soulève-
ment ou contraction, présentèrent des angles abruptes, des
plans rectilignes, des surfaces tourmentées; angles et plans
rectilignes causés par le froid ou la violence, surfaces tourmentées produites par la chaleur. Quand les couches de
glace se rétractent, les fissures sont rectilignes; mais l'eau
qui se précipite dans leur intervalle, et qui est naturelle-
ment plus chaude, se congèle en bouillons arrondis.

Autour d'un volcan on trouve d'énormes crevasses angu-
leuses, et dans ces crevasses ou par-dessus leurs bords, des
couches refroidies en nappes arrondies. (Pl. I, fig. 1.)
Les crevasses, dues à une cause de froid ou de violence,
sont en ligne droite; les laves, dues à la fusion des éléments terrestres et chassées par un mouvement ascen-
sionnel, sont en ligne courbe.

Mais en même temps que le refroidissement agissait sur
le globe, les vapeurs qui circulaient à sa surface subissaient

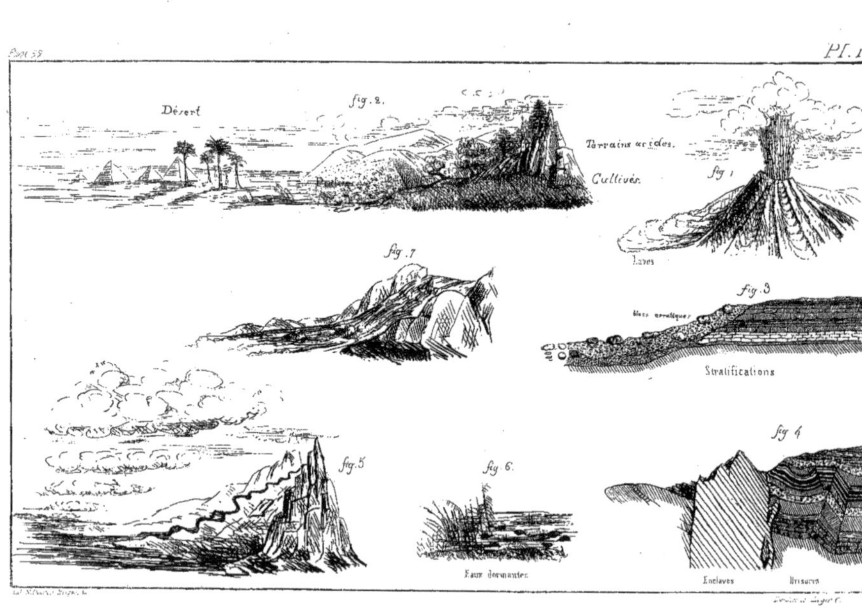

Désert
fig. 2.
Terrains arides.
Cultivés.
fig. 1
Laves
fig. 7
fig. 3
blocs erratiques
Stratifications
fig. 5
fig. 6.
fig. 4
Eaux dormantes
Enclaves
Brisures

Ainsi l'homme se lève pour le travail et porte vers le ciel son front rayonnant du feu de la pensée. Quand il a épuisé ce feu, il se couche sur le sol et s'apprend dans le sommeil d'une nuit à dormir du grand sommeil de l'éternité.

EAUX.

Les vapeurs qui entouraient la terre en fusion, condensées sous l'influence du refroidissement, formèrent d'immenses amas d'eaux. Chassées par la pression atmosphérique, ces eaux s'accumulèrent dans les bas-fonds pour former les étangs, les lacs et les mers. De l'état chaud et mobile elles passèrent ainsi à l'état de masses liquides froides et inertes; mais comme les molécules aqueuses sont indépendantes les unes des autres, la moindre brise suffit pour les mobiliser, elles roulent par masses onduleuses et curvilignes, et passent ainsi de la ligne droite du repos à la ligne courbe du mouvement.

Sous l'influence du froid, l'eau se prend en aiguilles cristallines, en nappes solides et en montagnes de glaces; si elle se trouve saisie dans l'état de mouvement, elle forme les glaçons arrondis dont nos jets d'eau et nos fontaines sont entourés en hiver. Que le soleil donne sur les masses congelées, leurs molécules se désagrégent et donnent l'eau qui arrose nos bassins et les vapeurs qui roulent sur nos têtes.... floconneuses et légères si le courant d'air qui les emporte est tiède, en masses applaties si le courant d'air est lourd ou froid.

C'est une question continue de chaleur et de froid pour la diversité des lignes; car plus les nuages sont chauds,

plus ils s'élèvent et plus leurs courbes sont diversifiées. A
mesure que le soleil monte au zénith, les brouillards,
qui, sous le froid du matin, s'étendaient dans les vallées en
nappes basses et horizontales, s'élèvent et se dispersent dans
l'atmosphère en nuées moutonneuses dont les mille caprices
multiplient à profusion les bizarreries de la ligne courbe.
Dès que le soleil descend à l'horizon, elles s'étendent en
bandes superposées d'une riche perspective, sous le froid
du soir qui les condense.

Mais le fait le plus intéressant, à mon point de vue, c'est
que la base des nuages est toujours *massive, opaque et en
ligne droite*, tandis que leur sommet est léger, brillant et
formé exclusivement par des lignes courbes. C'est que les
vapeurs qui regardent la terre sont plus froides et plus
lourdes, tandis que celles qui regardent le soleil sont plus
chaudes et plus ténues. Ce fait, bien compris, offre aux
paysagistes la clef d'une infinité de phénomènes dont ils
ne sauraient se rendre compte sans la connaissance des
causes physiques qui agissent sur les nuages, et des rapports physiognomoniques qui existent entre ces causes, les
lignes droites et courbes.

D'ailleurs, deux exemples prouvent irréfragablement la
justesse de mes idées : la neige et la pluie tombent en ligne
droite par un temps calme, en lignes tourbillonnées quand
il fait du vent. La mer est une glace unie si aucun
souffle n'agite l'atmosphère ; mais quand la tempête s'élève,
elle offre le tableau d'un bouleversement dont toutes les
lignes sont des courbes formidables.

VÉGÉTAUX.

Au sable plat des déserts on trouve les tiges droites du palmier; dans les solitudes alpestres, les sapins, les mélèzes et les arbres verts, dont les tiges raides et perpendiculaires s'élèvent parallèlement aux flancs rocheux qu'ils habitent, et dont le feuillage fut de tout temps le symbole de la tristesse.

Le palmier et le sapin sont les deux représentants extrêmes du froid et du chaud, la vie est aussi difficile sous le pôle que sous l'équateur — le sol est aussi aride dans les déserts des tropiques que dans les plaines polaires....

La vraie richesse forestière et agricole n'existe que sous la zone tempérée, où les arbres prennent le riant aspect de la vie et du bien-être. Là, ils se développent en courbures indescriptibles dans les bois, dans les vergers ; la ligne vitale règne partout, gracieuse et fleurie.

Mais sous la chaleur des tropiques, si les végétaux trouvent l'humidité nécessaire, ils se développent avec une amplitude de ligne si puissante qu'on est frappé d'admiration devant l'aménagement plantureux des bananiers, des dragoniers, des lianes et des cocotiers, aménagement gigantesque, vie luxuriante, qui ondule, serpente, s'épanouit et s'élève avec une profusion majestueuse.

A côté de cette riche nature, nos forêts, nos vergers, nos plantations n'ont qu'un air mesquin et rétréci.

C'est qu'entre la vie des climats tempérés et celle des pays chauds, la différence est dans la *continuité.* Nos arbres, pendant l'hiver, cessent de vivre, ils meurent tous les ans, tandis que sous les tropiques la vie est incessante, le soleil toujours chaud, la sève en mouvement continuel. L'expression de la vie interrompue du chêne et de la vie continue du cocotier devait amener une différence palpable dans leurs lignes. La ligne courbe du chêne, ample pour nos pays, est étroite pour les pays tropicaux, où elle prend un rayon en rapport avec la puissance de vitalité qu'absorbent ces plantes. Et chose curieuse, les deux plus grandes classes de végétaux sont inversement acclimatées : les monocotylédonnées constituent l'essence des forêts tropicales, tandis qu'elles n'ont qu'un développement fort limité dans les pays tempérés ; les dicotylédonnées, qui ne comptent presque pour rien dans la Flore des tropiques, y croissent au contraire avec une grande magnificence Cette singulière exclusion tient à la quantité considérable et continue de chaleur essentielle aux uns et nuisible aux autres.

Cependant, la ligne droite ne saurait être, chez les végétaux, que *relative* et jamais *absolue ;* il est impossible de trouver un arbre mathématiquement droit dans son corps et dans son feuillage. Ces êtres sont doués de vie, et partout où est la vie la ligne courbe domine, à part les transitions infiniment subtiles qui existent entre chacune des classes végétales. En général, on peut dire que les monocotylédonnées ont la ligne droite pour expression physiognomonique, et les dicotylédonnées la ligne courbe. En effet, les tiges monocotylédonnées sont droites et sans branches, les nervures de leurs feuilles sont parallèles et rectilignes, tandis que celles des dicotylédonnées sont branchues, compliquées, divisées à l'infini, les nervures de leurs feuilles multipliées et enchevêtrées selon des lignes courbes.

ANIMAUX.

La ligne droite n'existe *jamais* chez les animaux qui sont le point culminant de la vie ; la ligne courbe règne *absolument* chez ces êtres d'organisation supérieure. Aussi la ligne droite est-elle chez eux bien plus relative encore que chez les végétaux, elle est pour ainsi dire *idéale*.

Les lignes des végétaux sont permanentes. Comme masses, leur développement se fait peu à peu et sous des dimensions très-restreintes, et leur vie s'opérant sur un point fixe du sol, ils gardent une physionomie limitée ; tandis que les animaux, avec la liberté de se déplacer, ont une mobilité d'expression telle, que le repos est l'exception et le mouvement la normale.....

Les végétaux, qui épuisent tous leurs besoins au même point du sol, n'ont de changement dans leurs lignes qu'en étendue ; leur branchage croît lentement d'années en années, mais toujours sous une forme typique invariablement la même pour chaque espèce. Les animaux, forcés de courir pour trouver leur nourriture et pour satisfaire leurs instincts, ont, dans un moment limité, des lignes si mobiles, si variées, qu'il est impossible d'en fixer les rayons et d'en déterminer les courbes.... La passion n'a ni règle ni fixité, l'instinct et le sentiment n'ont ni froideur ni inertie... C'est une question continue de circonstances, de caprices, de besoins et de liberté ; c'est la ligne perpétuelle du mouvement, de la chaleur et de la vie.

Plus les lignes courbes d'un animal auront de rayon et se rapprocheront de la ligne droite, plus cet animal sera massif, lent, froid et stérile ; plus, au contraire, ses courbes auront le rayon petit, plus elles s'éloigneront de la ligne

droite, plus l'animal aura d'élégance, de légèreté, d'activité et de fécondité. Le premier n'aura qu'une intelligence
pesante et bornée, le second, à l'adresse et à l'agilité join -
dra une intelligence si animique, que le cartésien le plus
entêté se sentirait mal à l'aise pour refuser une âme à une
bête si raisonnable.   .

Pour comprendre mes idées, il suffira de comparer dans
les mêmes familles :

Un hippopotame à un cheval, un bœuf à une gazelle,
une hyène à un lion, un paresseux à un ouistiti, un butor
à une mouette, un canard à une hirondelle de mer, une
poule d'Inde à un perdreau, un gros-bec à une fauvette.

Chacun de ces types mériterait une étude spéciale, dont
il serait facile d'étayer mon système ; mais je ne puis ici
donner qu'un coup d'œil, et une idée d'ensemble est souvent
préférable aux détails sans fin.

Il me reste deux observations curieuses à signaler. La première, c'est que les femelles sont plus petites, plus douces
que les mâles. Ceux-ci sont plus forts, plus rudes, plus
brillants, ont moins de cœur et plus de férocité. Les femelles
ont la ligne courbe ; les mâles, la ligne droite.

La seconde, c'est l'harmonie qui existe entre le pelage
des animaux et la couleur des terrains qu'ils habitent. De-
legorgue signale la présence des gazelles rouges dans
l'Afrique méridionale, seulement dans les terrains imprei-
gnés d'ocres ferrugineux, et celle des éléphants exclusivement dans les terrains à roches grises. Sans aller si loin,
nos chasseurs savent parfaitement qu'en France on trouve
des lièvres rouges dans les terres rouges, des lièvres gris
dans les terrains crayeux.... Que d'harmonies semblables
passent inaperçues !

DE L'HOMME.

Les lignes humaines sont les plus difficiles à saisir, et il faut toute une existence d'observation pour apprendre à se reconnaître dans leur variabilité infinie.

Aristote, Porta, Lebrun, Lavater, Sue, se sont tous plus ou moins copiés dans leurs traités de physiognomonie; ils ont donné des aperçus plus ou moins spécieux, mais jamais de règle fixe. A part le profit qu'on peut tirer de la comparaison des physionomies animales et humaines, on n'y trouve que des élucubrations d'un vague déplorable.

Qui n'a lu Lavater? qui ne l'a aimé? mais qui l'a compris? Il n'a laissé ni procédés ni méthode. Que la nature l'ait doué d'un instinct merveilleux, c'est fort bien; mais il est mort avec son expérience personnelle, son savoir finit avec lui. Nous n'avons de lui qu'un livre, et non une science; tandis que mon système établit des principes dont la simplicité est à la portée de tout le monde, et avec lesquels la nature tout entière peut être contrôlée; et je dis:

En règle générale, le dessin de l'homme s'opère avec des lignes *droites;* celui de la femme, avec des lignes *courbes.* Cette vérité est palpable au premier coup d'œil. Et en effet, où voyons-nous la mobilité, la vivacité, la chaleur et la vie? Dans la femme. Où voyons-nous la stabilité, la lenteur, le froid et la réflexion? Dans l'homme. Il découle de là, comme corollaire, que tout homme à lignes courbes sera femme, que toute femme à lignes droites sera homme, et je défie tous les observateurs de me montrer une sopposition à ces données. Seulement, je dois ajouter que le types exacts sont rares ; l'homme est assujetti à tant d'influences morales, que sa forme physique se trouve fort souvent accidentellement *défigurée*, et qu'alors sa physionomie revêt une expression *hors nature*.

Les professions, les études, les chagrins, les misères, les joies, le malheur, peuvent séparément, ou à la fois, imprimer sur sa face des traits qui en brisent l'harmonie, traits qui sont en physiognomonie ce que sont en paléographie des caractères inaccoutumés.

Dans les races sauvages, où la vie n'a ni modes ni versatilité, mon système ne subit que les contradictions du septième exceptionnel, et l'histoire craniologique des invasions barbares est une des premières confirmations de mes idées ; car dans le crâne de tel ou tel peuple, de tel ou tel temps, mes types linéaires d'analyse décèlent des caractères étonnamment distinctifs et des races et des époques.

D'ailleurs, on n'a qu'à comparer un instant les races nègre, malaise ou caucasique, pour voir combien leurs lignes sont différentes. La ligne courbe prédomine dans tous les traits du nègre ; la ligne droite, au contraire, dans ceux de l'Européen ; le Malais serait intermédiaire. Qu'est-ce à dire ? Que le cachet de l'intelligence, de l'abstraction et des mathématiques est gravé, avec les traits positifs de la ligne droite, sur les fronts des compatriotes de Descartes, Mallebranche, Loke, Spinosa, Kant, Voltaire, et enfin de toute la phalange qui se livra aux études philosophiques. Vous avez Confucius et ses sectateurs chez les Chinois ; les brahmines chez les Indiens. Qu'avez-vous chez les nègres ? Rien. La mobilité est si grande en eux, qu'ils ne s'attachent point aux objets et qu'ils ne réfléchissent que par hasard : c'est la ligne courbe extrême.

Il existe dans notre civilisation une manière de vie sau-

vage, la vie réglée des colléges, des séminaires, des pen-
sions et des couvents. Là, tout le monde est libre, heureux
ou malheureux au même titre, et je n'ai jamais fait d'erreur
sur le caractère, les mœurs, les passions et les habitudes
des reclus ; le contrôle de mes lignes typiques a toujours
été d'une exactitude parfaite. Dans le monde, où l'on
n'avoue pas tous ses défauts et où l'on ne peut dire toute sa
pensée, j'ai été plus souvent désappointé ; et il faut bien le
dire, si l'on veut y être aimé comme physiognomoniste,
si l'on veut toujours un *oui* pour réponse, il ne faut
découvrir que des qualités flatteuses...... autrement on
vous répondra effrontément *non.*

Dans l'ensemble comme dans les détails, mes lois physiognomoniques ne peuvent jamais varier, car aucune physionomie ne saurait être composée que de traits similaires,
sinon elle constituerait une exception inopposable à une
loi générale.

Je défie qu'on me trouve un front droit et ample avec un
nez camard et des cheveux crépus.

Je défie qu'on me montre un homme avec une belle tête
et une intelligence supérieure avec des proportions incohérentes. L'exception d'Esope, qu'on pourrait m'opposer, ne
saurait entrer en ligne de compte, car sans l'accident ma-
ladif qui lui courba la colonne vertébrale, Esope aurait certainement eu un corps digne de supporter une tête aussi
spirituelle.

Je défie qu'on me trouve un homme à front plat et fuyant
avec une imagination brillante, une bouche raide et pincée
avec de la charité, une allure guindée avec de l'agilité.
Autant vaudrait me dire qu'un vieil anachorète aimerait
la poésie érotique et qu'un sec bureaucrate se ferait ap-
plaudir dans les ballets de l'Opéra.

Je défie qu'on me montre un front bombé, ample et proéminent, avec l'amour exclusif des mathématiques et de l'ascétisme ; une femme avec un nez à la Roxelane, des lèvres larges et des yeux ronds, avec l'horreur du plaisir et des voluptés ; un torse bien cambré avec des membres raides, une démarche active et dégagée avec des idées froides et sombres. Autant me dire qu'un poëte aurait inventé la tenue des livres ; que toutes les femmes qui ont des yeux noirs, un cœur de feu et une beauté remarquable, voudraient se condamner de gaîté de cœur à la vie du cloître.

Je défie qu'on me montre un homme à proportions harmonieuses, à lignes homotypiques et à traits réguliers, qui ne soit une intelligence supérieure. César et Napoléon ne pouvaient être des hommes ordinaires.

Je défie qu'on m'amène un être disloqué, à lignes incohérentes, étroites et disparates, qui ne soit un crétin.

Le Valais, Bicêtre et la Salpêtrière sont, hélas ! des foyers où l'on ne peut que trop se persuader de la vérité que j'avance.

Deux hommes étant donnés, l'un avec le type linéaire droit, l'autre avec le type linéaire courbe, le premier sera inerte, fixe, froid, mort, en d'autres termes, il n'aura qu'une idée, il se butera sur cette idée, il n'aura qu'un rayon pour chaleur, et il sera mort pour la terre. C'est le type des fanatiques. Le second, sans cesse en mouvement, plein d'indépendance, de chaleur et de vie, répandra autour de lui la gaîté, la liberté, l'imagination. C'est le type du bon vivant.

Du premier je ferais un Jacques Clément, du second un Rabelais. Du premier je ferais toujours un anachorète, un observateur rigide du célibat, un mathématicien, un intolérant ; du second, un moine relâché, un heureux père de famille, un chansonnier, un épicurien.....

Avec des lignes droites je ferais le portrait de Brutus,
de saint Bernard et de Newton; avec des lignes courbes je
ferais celui de Lattaignant, de Désaugiers et de Brillat-
Savarin.

Au-dessus d'eux je mettrais les types de Socrate et
de Béranger ; la philosophie douce et consolante, la chan-
son d'espérance et d'amour, les demi-dieux de la liberté.

Un coup d'œil jeté sur les différents âges de l'homme
montre l'enfant, dont la vie est d'une activité si étonnante,
avec des formes turgescentes et arrondies, avec une physionomie entièrement composée de lignes courbes. La vieillesse, au contraire, dont l'existence n'est que froideur et
dépérissement, n'offre que les formes décrépites de la ligne
droite. L'âge mûr tient le milieu entre ces deux extrêmes.
Dans l'état de repos, ses formes musculaires offrent des
lignes droites et stables ; en mouvement, au contraire, des
courbures accentuées, tourmentées et mobiles. C'est la différence de l'homme qui dort avec celui qui travaille, du
paresseux avec l'ouvrier, de l'homme de bureau avec un
chasseur de Vincennes, d'une lorette avec une carmélite,
d'un pauvre curé avec un gras chanoine, d'un pensionnaire
du Dépôt de la mendicité avec un habitué de Tortoni.

Toutes les fois qu'on a des types parfaits, il est facile
d'appliquer une idée et d'en déduire les conséquences ;
mais les transitions sont si nombreuses, qu'il est souvent
fort difficile de savoir si une figure appartient plus à la
ligne droite qu'à la ligne courbe. C'est là que l'expérience
et l'habitude sont d'un secours indispensable.

Avec mon système, tout le monde peut apprendre ; mais
pour savoir il faut une âme essentiellement artistique, un
sentiment d'élite ; il faut l'instinct délicat du bon Lavater, le
crayon caustique du spirituel Gavarni.

Il faut le sentiment de la ligne droite, que Rachel possède par nature, pour exprimer dans un pli, dans un geste savant la majesté antique du peplum et de la tragédie.

Il faut le cœur bouillant de la Ristori, la courbe mobile de ses gestes, pour enlever les bravos du parterre.

Il faut la douce et poétique sérénité d'âme de Rose-Chéri pour attendrir les spectateurs les plus froids.....

Je donne ici, comme types à examiner et à mettre en face des illustrations théâtrales que je viens de nommer, les trois figures de Calvin, de Gilbert et de Piron. (Pl. IV.)

Calvin, avec la rigidité austère d'un fanatique réformateur, ne peut être compris qu'avec des lignes droites.

Piron, avec ses idées épicuriennes, sa muse leste et dévergondée, ne pouvait avoir que des traits en lignes courbes.

Gilbert, jeune et poétique figure, ne pouvait respirer que dans la pure harmonie des lignes droites et des lignes courbes (1).

---

(1) On comprendra facilement que j'aie négligé les détails de la physiognomonie tels que le nez, l'œil, la bouche, les mains ; les limites de cette brochure ne me le permettaient pas.

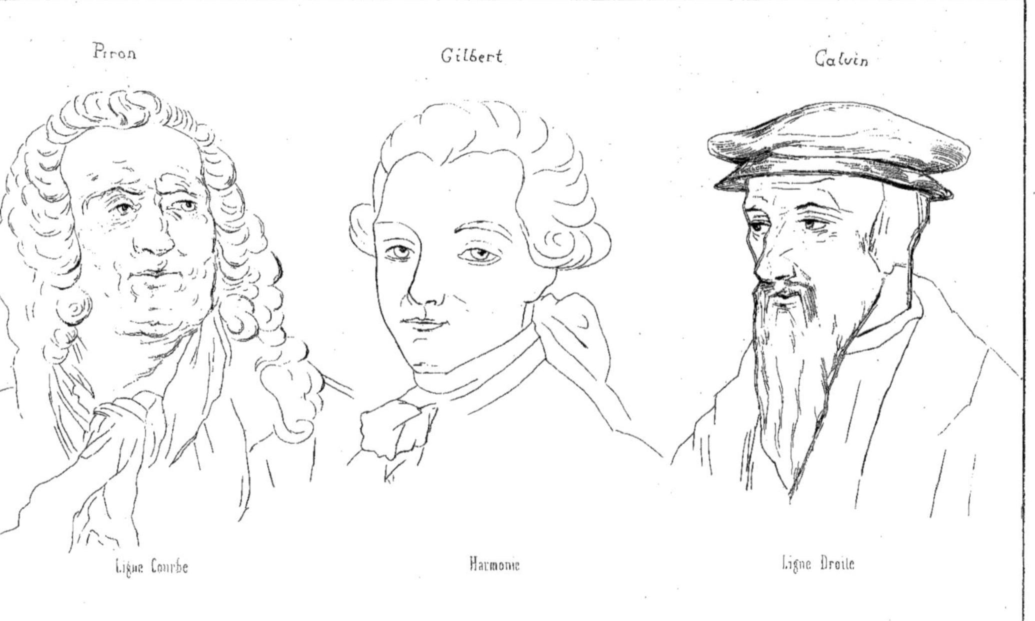
Piron
Gilbert
Calvin
Ligne Courbe
Harmonie
Ligne Droite

ANATOMIE ARTISTIQUE.

Tous les arts graphiques ont pour but l'imitation des formes.

Toute forme est *statique* ou *dynamique.*

Statique dans les corps considérés au repos ou dans l'état matériel pur, la mort ; *dynamique* dans les corps à l'état de vie ou de mouvement.

L'anatomie artistique aura donc pour but l'étude des formes statiques ou dynamiques des corps, la double expression des deux grands caractères physiques de l'inertie et de la mobilité, les rapports de ces caractères avec la ligne droite et la ligne courbe. Ainsi, pour étudier l'anatomie, deux grands points sont à considérer : l'état statique et l'état dynamique, distinction capitale qu'aucun auteur n'a faite jusqu'ici, ce qui fut pour les artistes une cause d'erreurs continue.

En effet, tous les ouvrages ne parlent que de l'anatomie morte et ne donnent que des dessins pris sur le cadavre ; erreur fatale qui jette le trouble dans les idées et qui met l'artiste dans une étrange perplexité quand il s'agit de retrouver sur le vivant les muscles qu'il avait dessinés sur l'écorché.

Qu'on fasse étudier la partie statique, fort bien ; mais la partie dynamique, la plus essentielle, qu'on la néglige dans les livres et dans les cours, c'est une lacune impardonnable !

Et qu'arrive-t-il ? C'est que le malheureux élève qui a dessiné dans l'amphithéâtre, fidèle à ses souvenirs, trace des lignes de mort pour exprimer la vie et des lignes droites pour faire des mouvements. Il commet la faute de cette école florentine qui, pour suivre Michel-Ange, peignit des muscles et des os, et non des membres.

L'anatomie artistique doit servir de base à l'analyse des traits physiognomoniques de l'homme et des animaux : elle doit divulguer le secret des lignes mobiles de la vie, mais jamais déchiqueter le modèle.

On se trompe étrangement quand on veut faire de l'anatomie l'art du dessin ; elle n'en est que l'*orthographe*.

Est-ce que l'orthographe a jamais fait les poëtes et les écrivains ? Est-ce que le style dépend du nombre des lettres et des règles grammaticales ?

Le *style*, c'est l'expression des sentiments de l'homme et de la nature de ses impressions.

L'homme rend ses pensées avec plus ou moins de bonheur ; il écrit avec plus ou moins de sensibilité ; il impressionne avec plus ou moins de talent ; mais le style ne s'apprend pas : c'est l'originalité inhérente à l'individu. Ce qui s'apprend, ce que l'anatomie enseigne, c'est la précision du trait, la régularité de la ligne.

J'abhorre l'anatomie dans un tableau autant que les charniers de l'Ecole de médecine où les chantiers d'abattage.

L'anatomie dans une œuvre d'art, bon Dieu ! mais autant vouloir me mettre devant une belle jeune femme et me dire : « Tu vois ces suaves contours, ces lignes vivantes, cette chair rosée ? eh bien, tout cela n'est que l'habit charmant d'un hideux squelette ! Sous ce front épanoui il y a un crâne ! sous cette poitrine palpitante il y a des os qui sécheront un jour dans la terre ! .... » Ce serait un singulier moyen de m'inspirer l'amour ! Et cependant, c'est ce que ferait l'artiste qui laisserait percer dans ses œuvres trop de science anatomique, et c'est là que mène l'enseignement mal entendu de cette science.

Pour faire comprendre la vraie méthode d'enseignement, prenons un exemple facile.

Sur le cadavre, le biceps est un muscle allongé qui mesure de 20 à 25 centimètres de long, et de circonférence 10 ou 12 centimètres au plus. Voilà seulement tout ce qu'on enseigne dans les livres, tout ce qu'on grave sur les planches ; mais voyez l'étrange oubli :

Si je fléchis l'avant-bras sur le bras, aussi fortement que possible, voici les rapports cadavériques bouleversés, et au lieu d'un muscle allongé, je ne retrouve qu'une masse bosselée, arrondie, qui présente juste des proportions inverses, c'est-à-dire 20 à 25 centimètres de circonférence, et à peine 10 où 12 de long. Voici un muscle tout à l'heure ligne droite, maintenant ligne courbe...... Les livres ont oublié *seulement* l'essentiel, c'est-à-dire la figure du biceps à l'état de mouvement ou de vie. Et que m'importe à moi votre muscle mort, si je ne peins que des bras vivants ! Enseignez-moi la ligne de la vie, les agents du mouvement, le secret de la mobilité des contours. Que m'importe votre muscle au repos ! c'est le muscle en contraction que je désire. Ce qu'il faut m'enseigner, ce sont les degrés de contraction des muscles, et surtout ce que c'est que la contraction d'un muscle.

La fibre musculaire considérée au repos est *rectiligne*, c'est un fil bien tiré ; aussitôt que l'influx nerveux l'excite, elle se plisse en *zigzag* et se raccourcit. Du moment où elle se raccourcit, les pièces osseuses sur lesquelles elle s'attache se déplacent selon la résultante perpendiculaire des plis de contraction, et dès lors une fibre qui offrait

50 millimètres de long, venant à se plisser en 25 brisures
de 2 millimètres de large, perdra au moins 30 à 35 millimètres de sa longueur. Conséquemment, lorsqu'elle sera
chargée de mouvoir un os, elle le rapprochera d'autant de
celui qui servira de point fixe. Mais dans ce mouvement
elle aura changé de forme ; elle se sera épaissie en perdant
de sa longueur. C'est ce qui se passe dans toutes les con-
tractions : les muscles se raccourcissent en se grossissant ;
ils conservent exactement *le même volume*, mais sous *une
autre forme*.

C'est cette autre forme de l'état dynamique dont l'artiste a besoin ; c'est elle qu'il cherche, et qu'aucun auteur
ne lui a enseignée ; ce sont les degrés de contraction des
divers mouvements qui lui sont nécessaires.

Car entre le repos statique absolu et la contraction dynamique extrême, il y a les degrés intermédiaires de contraction douce, forte et énergique ; il y a le passage de la
ligne droite du cadavre à la ligne courbe du vivant. C'est
cette gradation qui doit seule inquiéter l'artiste. La forme
statique doit être le *point de départ*, et la forme dynamique le *but* ; car celle-ci laisse une impression profonde et
persistante sur tout l'ensemble de l'homme, tandis que le
repos n'est qu'un entr'acte sans portée dans sa physionomie, qui dépend tout entière du caractère imprimé par le
jeu des organes. C'est donc cette étude essentielle pour les
dessinateurs que, par une inconcevable inconséquence,
je n'ai vu nulle part décrire, sinon dans l'indication
superficielle qu'en donne Salvage. Cela tient à ce que les
anatomistes qui se sont occupés des beaux-arts n'ont
jamais dessiné. S'ils eussent tenu un seul jour un crayon,
un pinceau ou un ébauchoir, ils eussent compris toute
l'inanité de leurs enseignements.

Avec mon système, je ne pouvais m'égarer ; après la ligne droite, il me fallait étudier la ligne courbe, c'est-à-dire le mouvement. D'ailleurs, versé dans l'étude des arts depuis mon enfance, j'ai pu étudier mieux que bien d'autres et comprendre les besoins du dessinateur et les services que l'anatomie pouvait lui rendre ; services *limités, très-limités*, car du moment où il se souviendrait trop de l'écorché, il ne saurait qu'abuser d'une science éminemment utile, mais alors dangereuse.

Et s'il m'est permis de signaler une grave lacune dans l'enseignement de l'anatomie artistique, c'est qu'on s'occupe infiniment plus de *discourir* devant les artistes que de *dessiner* ; c'est le contraire qui devrait avoir lieu. Quelle est la conception spéciale de l'artiste? Le dessin. Faites-lui un trait, même mauvais, il comprendra mieux qu'avec toutes les belles phrases dont on cherche à colorer l'étude aride du cadavre.

On discourait beaucoup de l'art du dessin devant le Caravage. Étonné de son silence, quelqu'un lui demanda son opinion. « La voici, dit-il en tendant un dessin ; je n'ai que celle-là. » Il venait de dessiner avec tant de vérité une bohémienne qui passait, que chacun poussa des exclamations de surprise. Que lui importaient, à lui, les discours ! un dessin n'exprimait-il pas mieux que des paroles ?

LE SQUELETTE.

Examiné dans ses courbures, le squelette présente de bien curieuses applications de mon système.

Les incurvations osseuses croissent avec l'âge des sujets et paraissent définitives au temps adulte, la vieillesse n'amenant guère de modification que sur le rachis. Il s'en faut pourtant que l'étude des courbures soit bornée aux développements organiques ; on trouve des dissemblances considérables dans les sexes, les professions, les tempéraments même. Ainsi l'homme, à taille égale, a les courbures plus accentuées que la femme, l'homme laborieux plus que celui qui s'abandonne à l'oisiveté ; les membres ou le côté les plus exercés sur le même individu offrent des prééminences patentes, comparés aux membres ou au côté moins exercés, à part, bien entendu, la prééminence naturelle du côté droit. D'où la première conséquence de ce fait serait que le mouvement favorise les incurvations osseuses, en d'autres termes, que la puissance musculaire, expression matérielle du mouvement, serait la cause première de ces incurvations et que ces incurvations seraient en rapport avec leur force productrice.

Tandis qu'occupée de l'intérieur, la femme n'a presque jamais de travaux pénibles, l'homme, condamné à fournir aux besoins de sa propre vie et à ceux que la civilisation multiplie sans cesse, peut définir sa journée : douze heures de puissance continue appliquée à ses leviers. Si la puissance est moindre chez la femme, plus forte chez l'homme ; si les os reçoivent un caractère quelconque de cette force, ce caractère prédominera chez l'homme ; si pour moi c'est l'incurvation des os, il est clair que je la trouverai partout mieux dessinée sous l'empreinte du labeur et des fatigues. De sorte que chez certaines peuplades sauvages où les femmes cultivent tandis que les hommes gardent la hutte, ce serait l'inverse de chez nous sans doute, si ce que ces derniers appellent la guerre n'était pour eux une série d'exercices gymnastiques capables de produire des résultats plus grands souvent que le travail opiniâtre et borné. On ne peut dire que les pompiers de Paris, que les chasseurs de Vincennes aient de bien rudes travaux ; cependant ce sont tous des hommes bien pris et parfaitement cambrés. A part le choix spécial de ce corps, la gymnastique développe au dernier degré des prédispositions déjà remarquables, et si j'avais à refaire les *canons* de l'antique, c'est parmi eux que j'irais m'inspirer.

Deux séries d'enfants étant données, ici des citadins, là des paysans ; les uns au collége, les autres à l'atelier ; ceux-ci confinés dans les appartements, ceux-là laissés à l'air libre de la vie des champs, — la première série nous offrira des tailles élevées, des sujets raides, frêles et faibles ; la seconde, des enfants trapus, souples, cambrés, robustes. Chez les derniers, l'exercice quadruple les forces, et la conséquence est encore à mon profit.

Au deuxième septénaire de la vie, à cette époque appelée *départ de la grande croissance*, mes séries conservent toujours leurs caractères distinctifs, les leviers des uns gagnent en longueur et en gracilité, ceux des autres en force et en courbures.

Au troisième septénaire, ces différences ont acquis leur manifestation complète, et celles des sexes se délimitent largement pour se conserver ensuite d'une manière intégrale.

Tous les os de la femme sont plus grêles, moins longs et plus droits (le fémur excepté), à moins que les professions ne renversent les rapports; car j'eus sur la même table les cadavre d'un dessinateur et d'une blanchisseuse du même âge : cette dernière avait les os d'un rude ouvrier, tandis que le dessinateur avait un squelette de femme.

Deux individus pris dans les mêmes conditions de développement, l'un devenant forgeron, l'autre homme de bureau, nous aurons différence de taille au détriment du premier, différence de contours au désavantage du second. D'où, partant de ce fait, l'induction me mènerait à dire que la taille excellerait dans les villes, si justement les relevés statistiques ne me donnaient cette conclusion. Et ce qu'il y a de curieux, c'est que cette différence se trouve être le rapport des mesures de la colonne vertébrale prises selon ses courbes et son axe vertical. Ce qui n'est pas moins curieux, c'est que les septentrionaux sont des citadins par rapport aux habitants du Midi ; les uns lymphatiques, les autres sanguins ; les uns race de géants, donnant la grosse cavalerie; les autres donnant l'infanterie et ces Numides élégants dont l'agilité resta proverbiale des Romains jusqu'à nous.

Et en effet, dans la vie, le squelette sert de charpente aux chairs, il est le principe fondamental des grandes lignes, tandis que les muscles ne déterminent que les lignes de détail. Un homme bien pris a le squelette cambré, un homme long et sec a le squelette raide. Il y a donc là des significations physiognomoniques intéressantes pour l'artiste, car on sait combien est difficile le dessin des articulations. Comme les os sont les éléments de ce dessin, il est d'une importance capitale d'en savoir les rapports avec les muscles et la forme générale des individus.

Crâne de Napoléon.
(ampleur)
Crâne d'un Crétin
(Etroilesse)

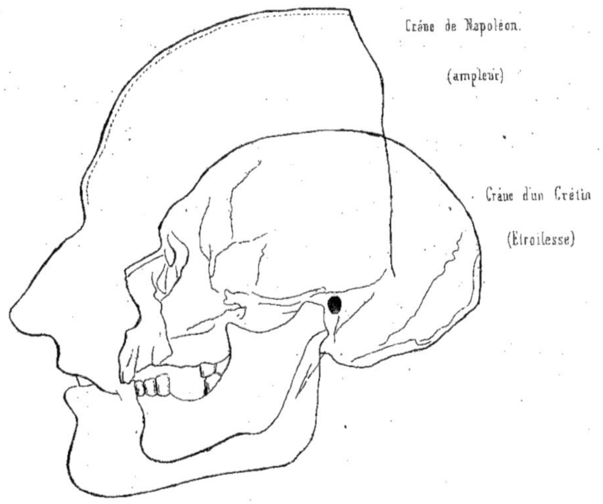

L'homme long et sec a les articulations plates et maigres ; l'homme trapu, au contraire, les a fermes et d'un modelé accentué. C'est qu'un os allongé n'a que des extrémités étroites, tandis qu'un os plus petit et cambré a les saillies articulaires très-prononcées. Et il ne pouvait en être autrement, les unes n'ont pu fatiguer autant que les autres. Celles qui fatiguent se tassent et s'élargissent pour donner plus de fermeté aux mouvements, plus d'aplomb au système articulé, un point d'appui, une base et une surface de frottement plus larges à la machine qui se déplace ou travaille continuellement.

Il est bien évident que je ne fais pas de procès exclusif aux tailles développées qui ont les os allongés. Un individu pourrait avoir deux mètres et un squelette bien proportionné, mais ce serait une exception. Je ne m'occupe que du galbe des lignes ; il est régulier s'il est correct, peu m'importe la longueur. Car il est bien clair pour tous qu'une des beautés de la ligne, c'est son *ampleur*. Personne ne pourrait établir de doute à cet égard en comparant des profils de grands hommes avec ceux des hommes ordinaires.

Voici deux traits, l'un du plâtre de Napoléon Ier, moulé à Sainte-Hélène, coupé juste par la ligne médiane et réduit au pantographe ; l'autre du crâne d'un crétin, scié et réduit de même. La différence est vraiment étonnante ! Eh bien, c'est entre la majesté de l'une et l'étroitesse de l'autre que viennent se ranger les profils humains ; c'est entre la puissante idéalité de Napoléon et la pauvreté cérébrale d'un crétin, que les hommes se disputent l'intelligence. (Pl. 2.)

Ici, lecteur, j'ai besoin de vous dire que cette brochure est une improvisation de quelques heures, qui manque conséquemment d'une infinité de détails nécessaires pour constituer les bases solides d'un système. Mais toute petite qu'elle soit, elle n'exprime pas moins la nature des idées que je professe depuis bientôt dix ans dans mes cours particuliers. C'est le prélude d'un ouvrage plus grand, dont tous les matériaux sont rassemblés et que je livrerai bientôt à la presse.

Mes idées, d'abord incohérentes, ont pris peu à peu de la consistance et de l'ampleur.

L'ébauche que je donne aujourd'hui est le commencement d'une ligne dont le rayon se développe. Les ruisseaux bondissants et capricieux sont les premières lignes des grands cours d'eau. Les anciens, qui avaient pris des nymphes enjouées pour déités des fontaines, et un vieillard limoneux pour dieu des fleuves, avaient voulu sans doute enseigner, par ces symboles mythologiques, la valeur expressive des grandes lignes du temps... le temps, ce grand seigneur bien raide et bien impérieux, qui, sous l'empire de la *ligne droite des nécessités*, nous force à *courber* humblement la tête. J'ose compter sur toute votre bienveillance, lecteur , car chacune des lignes de cet opuscule est une *courbette* devant la nécessité du moment.

PARIS. — IMPRIMERIE CENTRALE DE NAPOLÉON CHAIX ET Cⁱᵉ, RUE BERGÈRE, 20. — 4080